Hans Pechatschek – Das Kohlblatt

Hans Pechatschek

Das Kohlblatt

ENNSTHALER VERLAG, A-4402 STEYR

11. Auflage 1997

ISBN 3 85068 243 9

Satz, Druck und Verlag: Ennsthaler, A-4402 Steyr

Inhaltsverzeichnis

VORWORT

Gott, der uns die Kräuter spendet,
will, daß sie der Mensch verwendet.

Es ist nicht ganz einfach, ein Buch über Heilpflanzen und deren Anwendung zu schreiben, denn erstens gibt es davon eine ganze Reihe und zweitens muß man immer mit Angriffen von Gegnern der Naturheilkunde rechnen,

„weil, so schließt man messerscharf,
nicht sein kann, was nicht sein darf."

Dieser Ausspruch (frei nach Palmström) sagt mit wenigen Worten viel, und wir können nur froh sein, daß es nicht nur Gegner der Naturheilkunde gibt.

Wenn es erwiesenermaßen möglich ist, mit Pflanzen und pflanzlichen Substanzen kranken Menschen Hilfe und vielfach Heilung zu bringen, so frage ich mich, warum diese Anfeindungen sein müssen. Es hat doch jeder Mensch das Recht, ja sogar die Pflicht auch selbst etwas zur Gesunderhaltung oder zur Gesundwerdung beizutragen.

Was ist dagegen einzuwenden, wenn man den Menschen oft uralte, bewährte Pflanzenrezepte in Erinnerung bringt und sie ermutigt, diese auch anzuwenden?

Sind wir wirklich so weit, daß wir die (Heil-) Kräfte der Natur nicht mehr brauchen. Ich kann es einfach nicht glauben. Hier darf Wilhelm Busch nicht recht haben, wenn er sagt:

„Wer anders glaubt, ist schlecht,
wer anders denkt, ist dumm."

Was nun den Inhalt dieses Buches betrifft, so muß man wissen, daß Kohl als Heilpflanze bereits im Altertum und im Mittelalter bekannt war, und daß ich nicht der erste bin, der über diese Pflanze geschrieben hat.

Wohl bin ich aber einer von jenen, die den Wert der Pflanze erkannt haben und der nicht will, daß sie immer mehr in Vergessenheit gerät.

Und noch einmal mit Wilhelm Busch:

„Allein, wozu das peinliche Gegrübel?
Was sichtbar bleibt, ist immerhin nicht übel."

St. Georgen im Attergau, März 1987

KOHL *(aus lat. caula)*

In Österreich und im süddeutschen Raum wird Kohl auch KRAUT genannt.

Feld- und Gartengemüse, deren Blätter oder Blüten (−Blumenkohl) als Nahrungsmittel dienen. Die Kohlarten stammen vom Wildkohl (Brassica oleracea silvestris) aus der Familie der Kreuzblütler ab.

Im Anbau stehen die *Kopfkohle*: Weißkohl, Rotkohl, Wirsing an der Spitze; auf sie entfallen im Bundesgebiet 26,3% der Gemüsefläche. Der Kopfkohl stellt hohe Ansprüche an die Wasserversorgung und bevorzugt tiefgründige, humus- und nährstoffreiche Böden. Der feine Samen wird im Frühjahr in Pikierkästen in gedämpfte (keimfreie) Erde, um Krankheiten der jungen Pflanzen zu vermeiden, oder in freie Aufzuchtbeete ausgesät. Die Pflanzen werden dann auf großen Flächen gesetzt. Der Bestand wird sorgsam gepflegt. Die Erträge schwanken sehr.

Trockensubstanzgehalt: 8−10%

Eiweiß: 0,5%

Zucker: 4%
und Vitamin-C-Gehalt

Frühkohle sind weniger gehaltreich. Weiß- und Rotkohl werden vorwiegend als Herbstkohl angebaut. Weißkohl wird zu Sauerkraut verarbeitet.

Blätterkohl: Der Grünkohl, Braunkohl wird vorwiegend in Norddeutschland angebaut. Im Vitamin-C-Gehalt liegt er an der Spitze aller Kohlarten. Der Rosenkohl ist ein Feingemüse mit hohem Vitamin-C- und Carotin-Gehalt. Die Sortenauswahl ist sehr umfangreich. Alle Arten eignen sich zur Volksmedizinischen Verwendung, nur wird wegen seiner Ergiebigkeit und wegen seiner großen Bekanntheit der Weißkohl am ehesten verwendet.

Aus der *chemischen Zusammensetzung* des Kohles kann man auch die Heilkraft dieser Pflanze verstehen:

Nach Sorten unterschiedlich, aber im wesentlichen enthält Kohl: Schwefel, Chlor, Phosphor, Magnesium, Zink, Magnesiumoxyd, Eisen, K-Nitrat, K-Sulfat, wasserhaltige und alkoholische Stoffe, gummihaltige Extrakte, Harze, Pflanzeneiweiß und Stärkemehl.

Abgesehen davon, daß schon meine Großmutter und meine Mutter speziell das Sauerkraut zur Behandlung mancher Krankheit heranzogen, machte ich meine erste Erfahrung mit Kohl als Heilpflanze in der Kriegsgefangenschaft.

Wahrscheinlich durch die Kostumstellung bekamen einige Kameraden, darunter auch ich, abszeßartige Ausschläge. Ein mitgefangener deutscher Arzt behandelte uns mit Sauerkrautauflagen und wir brachten das Übel in kurzer Zeit weg. Ein Gefangener hatte ganz arge Erfrierungen an Händen und Füßen, welche der Arzt ebenfalls durch Auflagen von Sauerkraut heilte.

Medikamente standen dem Arzt damals kaum zur Verfügung – zur Verfügung standen ihm aber jede Menge von Sauerkraut. Damals begann ich mich für Kohl als Heilmittel zu interessieren.

In diesem Zusammenhang ist es auch interessant, daß die Dosen, welche die Amerikaner für unsere Verpflegung bereithielten die Aufschrift „Kraut" trugen. Die amerikanischen Soldaten nannten uns die „Krauts", was wohl darauf zurückzuführen ist, daß die deutschen Einwanderer das Kraut nach Amerika brachten, dies ist glaubhaft, wenn man weiß, daß sich das Kraut (Kohl) in Deutschland großer Beliebtheit als Gemüse und Nahrungsmittel erfreut und in der Bundesrepublik allein für Weißkohl, Rotkohl und Wirsing ca. 30% der Gemüseanbaufläche genützt werden. Leider verzeichnet man zur Zeit einen Rückgang im Krautkonsum.

Nun könnte man über Kohl als Gemüse und über die Verwendung in der Küche viel schreiben, das möchte ich aber lieber den Autoren von Kochbüchern überlassen.

Nur eines ist sicher, *ein Lebensmittel kann und soll zugleich ein Heilmittel sein und umgekehrt*. Dies trifft bei Kohl in besonderem Maße zu. Es ist in diesem Zusammenhang nicht unerwähnenswert, daß Kohl zweimal soviel Vitamin C enthält wie die Zitrone und daß dieses Vitamin C auch beim Kochen nicht zerstört wird.

Kohl als Gemüse und Nahrungsmittel kennen wir alle, was wir aber weitgehend vergessen haben, ist die unumstößliche Tatsache, daß Kohl eine ganz enorme Heilkraft besitzt.

Bei meinen Nachforschungen über die ebenfalls (fast) vergessene Heilpflanze „Beinwell" –

„Beinwell, das große Geschenk der Natur",
Verlag W. Ennsthaler, A-4402 Steyr –

wurde ich immer wieder auch auf die Heilkraft der Kohlpflanze aufmerksam gemacht. Was also lag näher, als mich eingehend mit ihr zu befassen, alte Rezepte zu sammeln, und an mir, Familie, Freunden und Bekannten diese Pflanze zu testen.

Das Resultat war überwältigend. Es ist schier unglaublich, was die Pflanze *allein* und in Zusammenwirkung mit anderen Heilpflanzen zuwege bringt.

Bevor ich die Anwendungsmöglichkeiten aufzähle, erlauben Sie mir noch einige allgemeine Hinweise und Grundsätzliches zu bemerken:

Während der Vegetationszeit verwenden Sie nur frischen Kohl, während der übrigen Zeit nur gut gelagerten, gesunden Kohl.

Am meisten verwendet wird Weißkohl, obwohl alle anderen Arten genau so gut geeignet sind. Weißkohl wird zur Herstellung von Sauerkraut verwendet und ist daher am besten bekannt. Es sei gleich vorweg gesagt, feuchtes (evtl. auch ausgepreßtes) Sauerkraut eignet sich genau so gut für Kohlauflagen wie frisches gehobeltes Kraut oder das Kohlblatt.

Bei Verwendung des Kohlblattes müssen Sie darauf achten, daß es gebrochen wird, d.h., es wird mit einem Nudelwalker flach gedrückt, damit die Rippen des Blattes gebrochen werden – die starke Mittelrippe wird herausgeschnitten.

Kohl zieht die giftigen Säfte aus dem Körper und wirkt in die Tiefe, daher kann es leicht sein, daß z.B. vorher gesund aussehende Hautpartien nach Kohlauflagen „krank" werden und also eine Erstverschlimmerung eintritt. Dies ist aber als Heilreaktion zu werten und es ist mit der Behandlung fortzufahren. Es kann auch sein, daß sich Hautpartien ablösen, es bildet sich dann, wenn die Giftstoffe ausgesogen sind, wieder eine neue Haut.

Bei der Behandlung mit Kohl darf man auch eine eiterige Wunde nie mit einer Heilsalbe behandeln, die Wunde schließt sich von selbst, wenn alle „Giftstoffe ausgezogen" sind.

Kohlauflagen sollen 2–3 mal täglich gewechselt werden. Bei sehr hautempfindlichen Patienten empfiehlt es sich, bei jedem Wechsel die Haut mit einem warm-feuchten Tuch abzutupfen und mit Maiskeimöl, Olivenöl oder Kohlsalbe einzustreichen.

Kohlauflagen dürfen nur einmal verwendet werden!

An Körperstellen, die sichtbar sind (Gesicht, Hände) tagsüber und zur Nachbehandlung eignet sich die „Kohlcreme" hervorragend.

Bei offenen Wunden kann man eventuell auch vor Anbringung einer Kohlauflage ein feines, reines Tuch auflegen.

Sollte Ihnen bei einer Sauerkrautkur oder Frischkrautkur das Rohkraut schon zum Halse herausstehen, so können Sie dieses Kraut durch Übergießen mit heißem Kümmelwasser etwas schmackhafter machen. Besser ist aber Rohkohl!!

Da Kohl selbst viel Flüssigkeit enthält und auch dem Körper Wasser entzieht, kann es bei einer Kohlkur in den ersten Tagen zum Durchfall kommen – dies regelt sich aber von selbst und ist zugleich ein darmreinigender Vorgang.

Die Anwendung von Kräutern und homöopathischen Arzneien durch Laien

kann keine Gefahr für die Gesundheit bringen, wenn folgendes beachtet wird:

1. Die in Apotheken frei verkäuflichen homöopathischen Mittel sind in D 4 und höheren Potenzen gehalten, sind also so stark verdünnt, daß man keinen Schaden durch Überdosierung verursachen kann.
2. Tee sollte immer frisch und höchstens die Menge für einen Tag zubereitet werden.
3. Tees werden in Porzellangeschirr (kein Metallgefäß!) mit kochendem Wasser übergossen. Man läßt sie zugedeckt ziehen und seiht nach einer gewissen Zeit ab. Anweisungen beachten!
4. Wurzeldrogen immer sehr klein schneiden, im kalten Wasser ansetzen, 1 bis 2 Minuten kochen, dann abseihen und im Porzellangefäß ziehen lassen.
   Faustregel: 1–2 Teelöffel voll Droge auf eine Tasse Wasser.
5. Beachten Sie unbedingt die Anweisungen für Teezubereitung und Dosierung in den Pflanzenbüchern bzw. fragen Sie den Apotheker beim Kauf der Drogen.
6. Frischsäfte von Heilpflanzen lassen sich in jedem Entsafter herstellen.

   Bitte verwenden Sie keinen Dampfentsafter!
7. Die Frischsäfte (das gilt auch für den Kohlsaft) sollten nicht älter als einen Tag werden. Im Kühlschrank aufbewahrt kann man sie zwei bis drei Tage bedenkenlos verbrauchen. Entsaften Sie daher nur immer jene Menge, die dem Bedarf eines Tages entspricht! Wenn Sie sich diese Mühe machen, haben Sie auch die Garantie, daß die Inhaltsstoffe der Heilpflanzen voll und rein zur Wirkung kommen!

Beachten Sie ferner, daß eine Selbstbehandlung nur dann zu empfehlen ist, wenn

a) keinerlei Gefahr droht, z.B. bei kleineren Verletzungen, Erbrechen, Durchfall und ähnlichem,

b) vor der Konsultation eines Arztes das Erkennen einer schweren Krankheit nicht verschleiert wird, die Selbstbehandlung wohl aber schon Linderung bringt, wie etwa bei fieberhaften Erkrankungen, Durchfall, Husten und ähnlichem,

c) sie zusätzlich zur ärztlichen Behandlung erfolgt, nach Absprache mit dem Arzt,
d) nach ärztlicher Behandlung das volle Wohlbefinden noch nicht erreicht ist oder Nebenerscheinungen zurückgeblieben sind,
e) bei (oftmals chronischen) Erkrankungen die ärztliche Behandlung nicht zum gewünschten Erfolg führt.
f) Auf keinen Fall kann die Behandlung mit Kohl schaden!

Zur Selbstbehandlung ist auf gar keinen Fall dann zu raten, wenn die geringste Gefahr besteht, daß wertvolle Zeit verloren gehen würde, wie etwa bei Blinddarmentzündung, Darmbluten, bösartigen Geschwüren oder anderen hochakuten Erkrankungen.

Auf keinen Fall darf und sollte man auf den Arzt verzichten – im Gegenteil – sollte man eng mit ihm zusammenarbeiten, um die optimale Betreuung des Kranken zu gewährleisten.
Andererseits sollte man aber auf die Pflanzenheilkraft ebensowenig verzichten, wie auf altbewährte Hausrezepte!

Die Aufbereitung des Kohles für die Behandlung verschiedener Erkrankungen

Das Kohlblatt:

Wie bereits gesagt, eignet sich das Blatt von frischem Kohl am besten, wenn Sie die starke Mittelrippe ausschneiden und dann das Blatt brechen (Nudelwalker!). Es läßt sich gebrochen gut auf die entsprechenden Körperstellen auflegen und dann einbinden.

Kohl-Breiauflage:

Nehmen Sie frischen Kohl – je nach Bedarf ¼, ½ oder einen ganzen Kopf – und machen Sie daraus einen Brei, indem Sie ihn in Stücke schneiden und durch den Fleischwolf drehen. Dieser Masse geben Sie etwas Maiskeimöl oder Weizenkeimöl bei. Dieser Brei wird auf ein Leinentuch gestrichen und warm auf die kranke Körperstelle gelegt. Mit Tuch oder Verband einbinden!

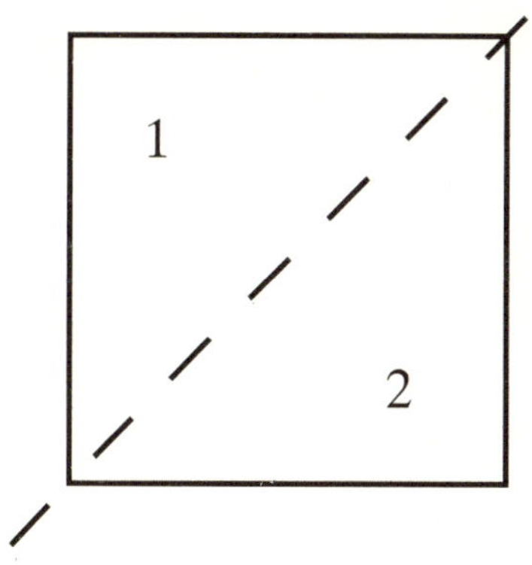

Für die Kohl-Breiauflage eignet sich der Dreiecktuchverband sehr gut. Am besten nehmen Sie ein quadratisches Tuch mit der Seitenlänge von ca. 80–100 cm und schneiden es diagonal durch, so erhalten Sie 2 Dreiecktücher.

Selbstverständlich können Sie auch andere Tücher oder Verbände anlegen. Ich will Ihnen hier nur zeigen, wie man das Dreiecktuch verwenden kann.

Beachten Sie aber immer, daß ein Verband nicht zu fest angelegt wird, damit die Blutzirkulation nicht behindert wird.

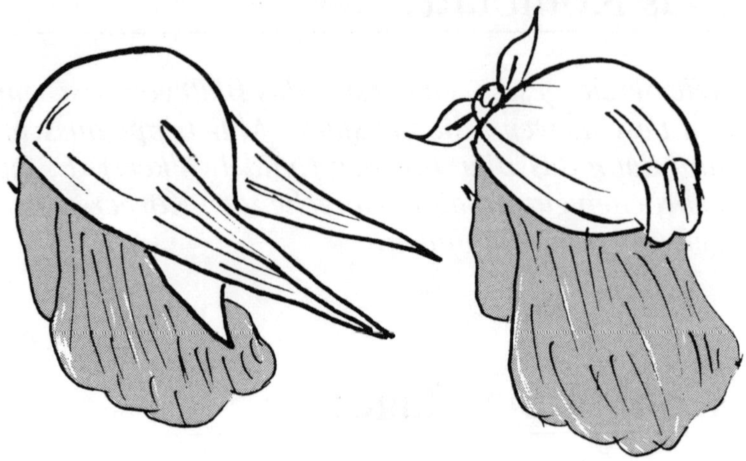

Kopfverband mit Dreiecktuch

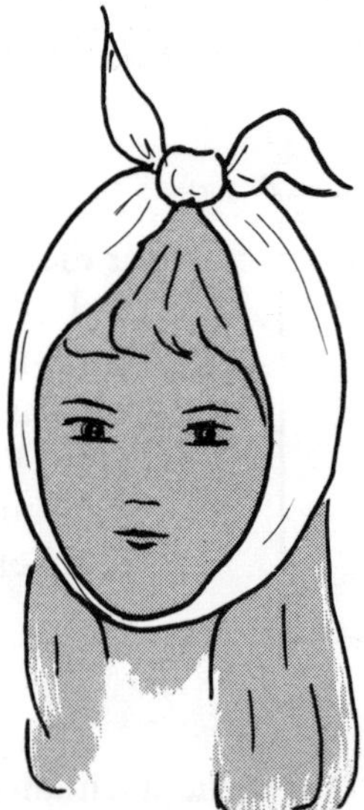

Kinnverband mit Dreiecktuch

Handverband

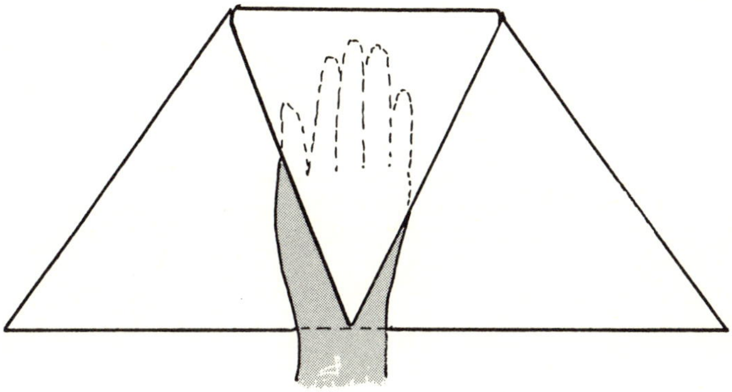

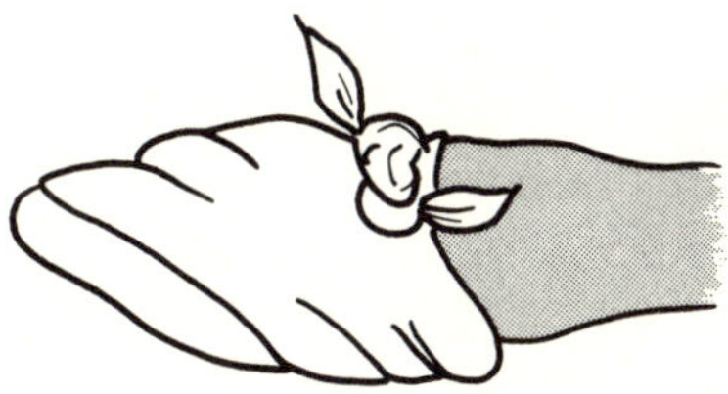

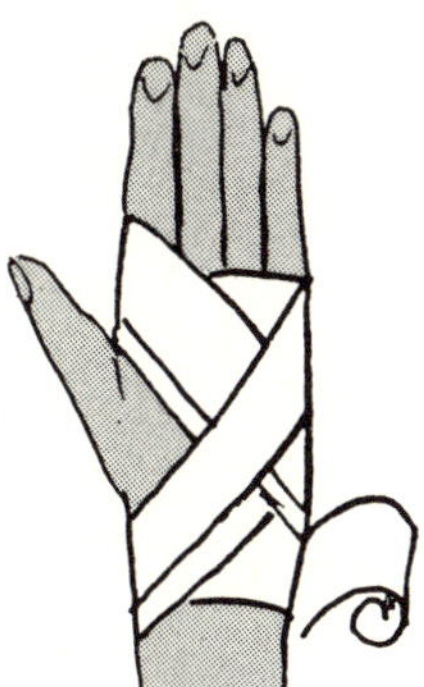

Handverband
Binde

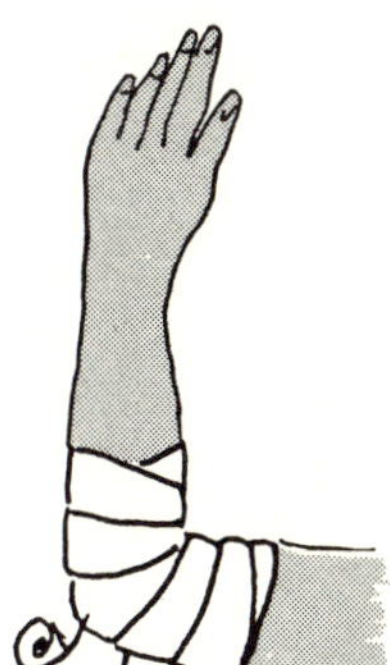

Ellenbogenverband
Binde

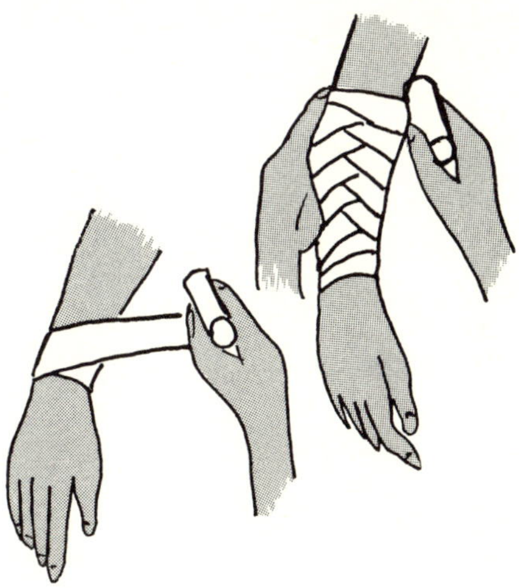

Armverband
Binde

Armverband

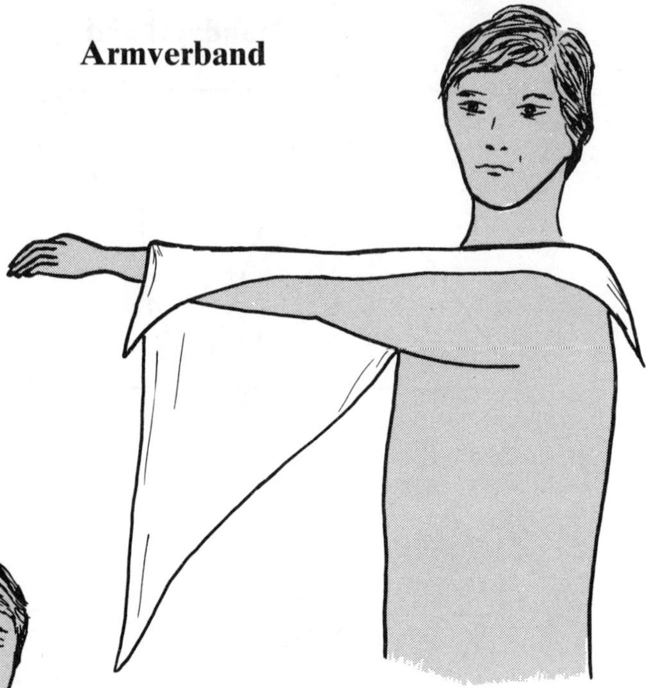

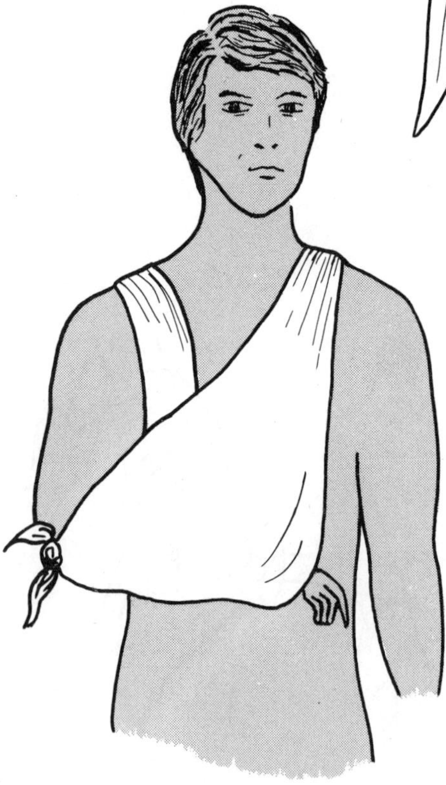

Armtragetuch
(auch zur Ruhigstellung)

Schulterverband
(2 Dreiecktücher)

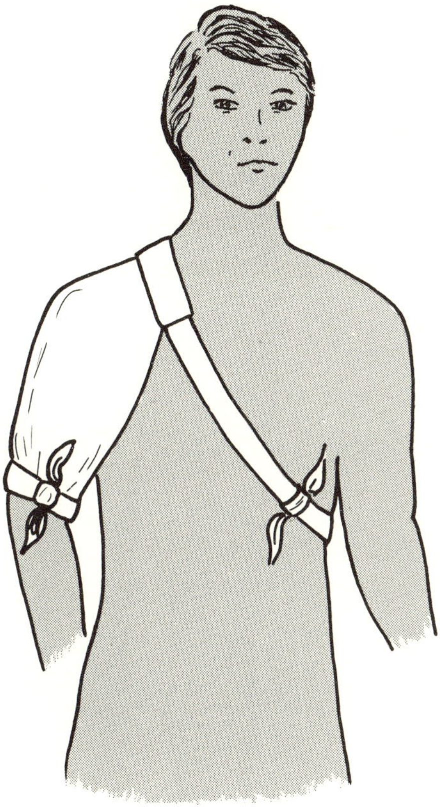

Rücken- oder Brustverband
(2 Dreiecktücher)

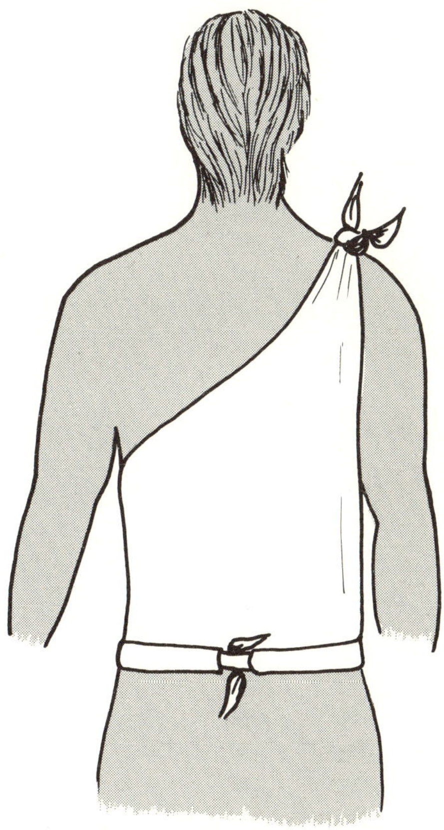

Knieverband

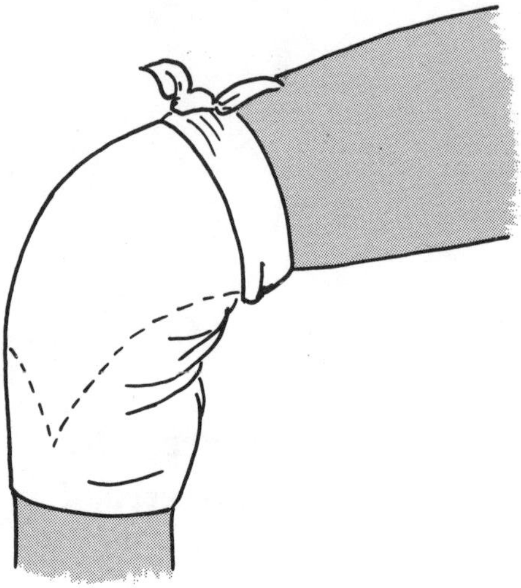

Hüftverband
(2 Dreiecktücher)

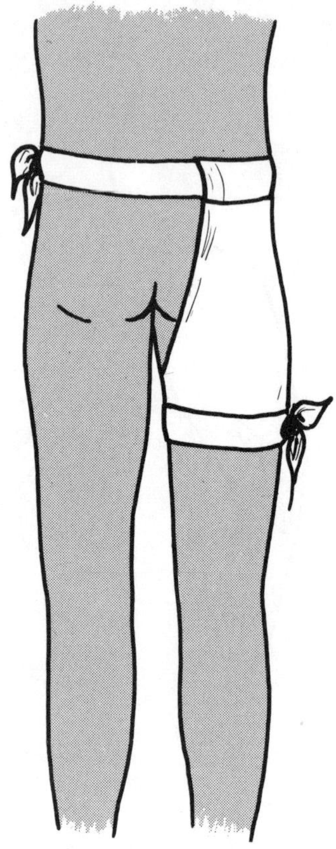

Beinverband

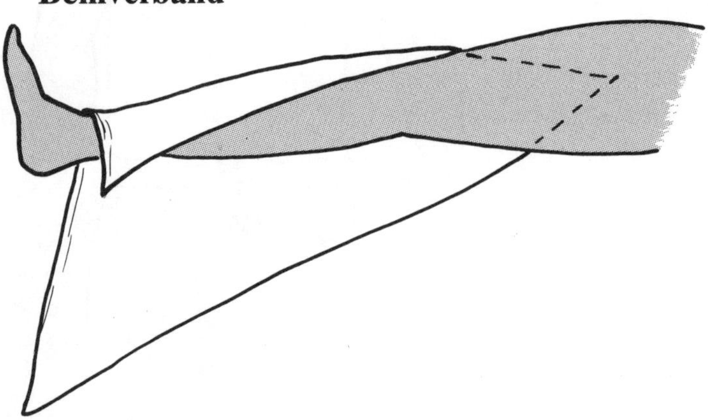

Fußverband

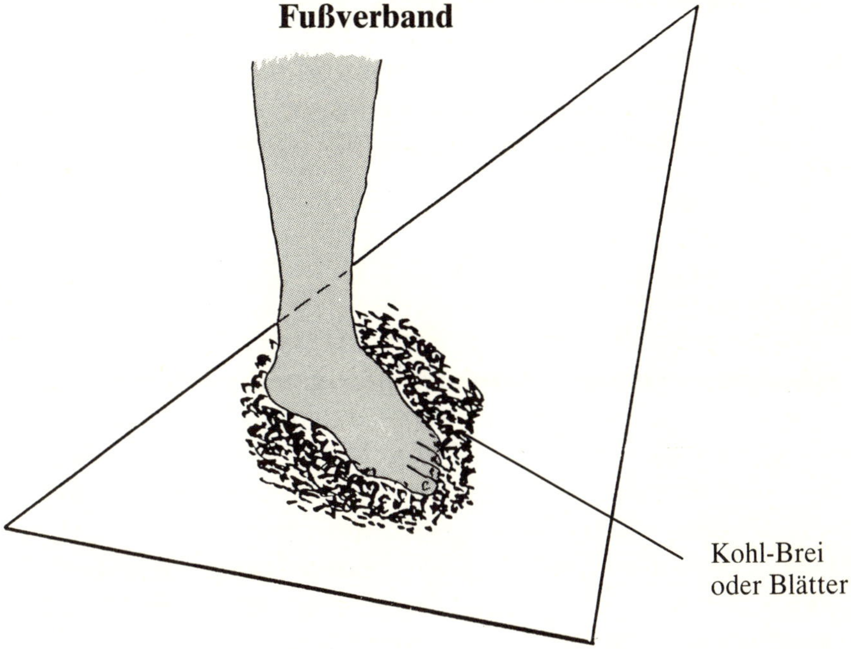

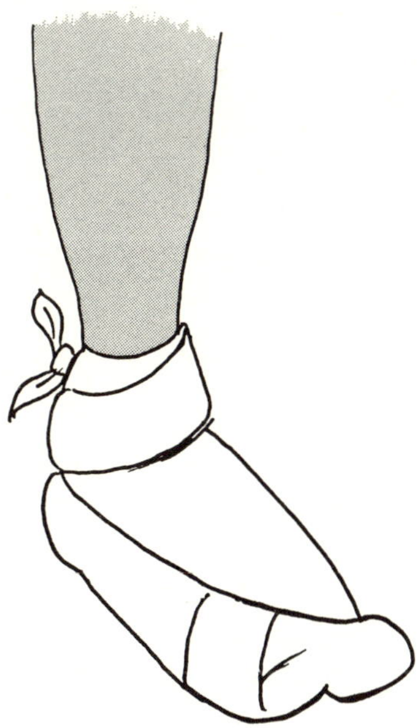

Kohl (Kraut) gehobelt:

eignet sich ebenfalls für Auflagen und natürlich ganz besonders als Rohkost bei verschiedensten Leiden. In wohl jedem Haushalt ist ein Gemüsehobel vorhanden und jede Hausfrau weiß damit umzugehen.

Kohlsaft:

Aus dem frischen Kohl erhält man aus einem Kohlkopf ca. 1 l Kohlsaft. Der Kohlkopf wird zerschnitten auf Entsafter geeignete Stücke, das harte Mittelstück wird ausgeschnitten und entfernt. Die Kohlkopfstücke werden entsaftet. Wie schon erwähnt, verwenden Sie einen normalen Entsafter (Haushaltsgerät), jedoch **keinen Dampfentsafter!** *Bewahren Sie den gewonnenen Saft* **nie in einem Metallgeschirr** *auf! Behälter aus Porzellan, Emailliertes Geschirr oder Glasgefäße sind dazu geeignet.*

Sauerkraut:

Beim handelsfertigen Sauerkraut achten Sie auf gute Qualität. Es ist ein vorzügliches Heilmittel sowohl als Rohkost als auch als Auflage. Es muß vor der Verwendung eventuell etwas ausgedrückt werden.

Kohl-Creme (Salbe):

Da die Blattauflagen manchmal unangenehm sein können (tagsüber), manche Patienten der scharfe Geruch der Pflanze stört, kann man die Wirkstoffe auch zu einer ganz unglaublich wirkenden, geruchsarmen Creme (Salbe) verarbeiten.

Das geschieht folgendermaßen:

Wir brauchen:

5 g Bienenwachs (oder weißes Wachs)
20 g Lanolin anhydrid (kosmetische Qualität)
50 g Maiskeimöl
40 g Kohlsaft
10 g Kornbranntwein
½ Kaffeelöffel reinen Bienenhonig

Die Zubereitung:

Bienenwachs und Lanolin werden zusammen geschmolzen. Nachdem fügen Sie das Maiskeimöl der Schmelze zu und erwärmen alles auf 60 °C.
Nun erwärmen Sie auch den Kohlsaft auf 60 Grad und lösen darin den Honig auf. Dieser Lösung geben Sie den Kornschnaps bei und rühren alles gut durch. Jetzt nehmen Sie die Schmelze (Bienenwachs + Lanolin + Maiskeimöl) vom Feuer und rühren die wässerige Lösung (Kohlsaft + Honig + Kornschnaps) langsam in die Schmelze ein. Verwenden Sie dazu einen elektrischen Küchenmixer auf der langsamsten Geschwindigkeitsstufe. Langsam weiterrühren, bis die Mischung **kalt** *ist.*

Beachten Sie!
Rühren Sie bis die Mischung wirklich kalt ist.

Zur Herstellung und Aufbewahrung dieser Salbe keine Metallgefäße verwenden. Emailliertes Geschirr, Glasgefäße sind geeigneter, Porzellangefäße sind am besten!

Wie Sie sich selbst überzeugen können, ist diese Salbe rein biologisch aufgebaut und wird auch von jedem Hauttyp gut vertragen. Sie hat großen kosmetischen Wert und eignet sich als Tages- und Nachtcreme. Im letzten Teil dieses Buches werde ich Ihnen noch einige Hinweise über Kohl-Kosmetika geben.

Diese Kohlsalbe können Sie nun überall dort anwenden, wo Sie auch Kohlauflagen anwenden.

Die Kohlsalbe ist bei normaler Zimmertemperatur monatelang haltbar, bei Aufbewahrung im Kühlschrank kann die Haltbarkeit noch wesentlich verlängert werden.

Dennoch sollten Sie nie zu große Mengen auf einmal herstellen.

Kohl-Hautcreme-Salbe:

Indikationsbereich:

Krampfadern, Venenentzündung, Blutkreislauf, Schuppenflechte, Zellulitis, Geschwüre, Tumore, Schilddrüse, Drüsenverhärtungen, Bronchien, Leberverhärtung, Mandelentzündung, Arthritis, Arthrose, Infektionen, Afterhämorrhoiden, Hautjucken, Gürtelrose, Ausschläge, Rheuma, Ischias, Nervenentzündungen, Sehnenscheidenentzündung, Gicht, Erfrierungen.

Bei folgenden Erkrankungen hat sich Kohl ganz außerordentlich bewährt

in alphabetischer Reihenfolge

Ich möchte gleich vorweg sagen, daß es selbstverständlich für die hier angeführten Erkrankungen in jedem Falle die verschiedensten Medikamente gibt, daß dem einen dieses, dem anderen jenes geholfen hat. Eines ist aber gewiß, bei all den angeführten Erkrankungen kann Kohl allein schon hilfreich sein.

Abszeß:

Lassen Sie den Abszeß in Ruhe, drücken Sie nicht daran herum – Gefahr einer Blutvergiftung!
Lassen Sie den Abszeß reifen!

Kohlbehandlung:

Frisches Kraut durch den Fleischwolf drehen, die Masse mit etwas Honig zu einem Brei verrühren, etwas anwärmen, auf ein Leinentuch streichen und auflegen. Man kann dieser Masse auch etwas Schwarzbrot und süße Sahne beimengen! Alle 2–3 Stunden erneuern!
Blutreinigende Tees und/oder Kohlsaft trinken, fördert den Heilungsprozeß.

Alkoholismus:

Es ist natürlich für jedes medizinische Eingreifen im Falle eines Alkoholkranken ein Erfolg nur dann möglich, wenn eine Entwöhnungskur mit dem Willen zur Heilung von der Trunksucht von der Bereitschaft des zu Behandelnden ausgeht.
Zur Entgiftung der Organe sind aber Kohlspeisen und der tägliche Genuß von ungekochtem Sauerkraut sehr zu empfehlen.

Asthma und Atembeschwerden:

Legen Sie über Nacht Kohl (Blätter oder gehobelten Kohl) auf die Brust, tagsüber reiben Sie mit Kohlsalbe ein.
Natürlich dürfen Sie nicht erwarten, daß nach einigen Auf-

lagen das Leiden geheilt ist. Es kann Wochen dauern bis echte Linderung oder Heilung eingetreten ist.
Wenn Asthma durch organische Erkrankungen des Herzens, der Lunge etc. verursacht wird, nützen Tees oder Kohlbehandlung nicht bevor nicht diese Ursachen behandelt wurden.
Bei jedem anderen Asthma bringt eine Kohlbehandlung zumindest Linderung.
Auf gut gelüftete Räume (Schlafraum!) und viel Bewegung in frischer Luft ist wert zu legen. Waldspaziergänge!

Augenerkrankungen:

Wir wissen, daß die verschmutzte Umwelt unsere Augen stark belastet – Witterung, Sonnenbestrahlung, unreine Luft, schlechtes Licht, Fernsehen etc., etc. verursachen manche Augenleiden.
Selbstverständlich gehört jede *Augenerkrankung in die Hand des Augenfacharztes, dennoch möchte ich den Kohl als Hausmittel anführen, da er imstande ist, mitzuhelfen, Augenerkrankungen zu lindern.*
Augenbäder mit lauwarmem oder auch kaltem Wasser sind ebenso bekannt wie Augenbäder mit 1%-igem Salzwasser. Weniger bekannt, bzw. vergessen ist die Tatsache, daß Kohlkompressen über die Augen gelegt lindernd wirken. Ebenso wirksam sind Auflagen von Topfen (Quark) oder eine Mischung aus Kohl und Topfen.
Wenn eine Augenentzündung zusammen mit Fieber auftritt, empfiehlt es sich, kalte Sauerkrautwickel auf Waden und Füße zu machen.
Besonders bei Netzhautentzündungen haben Kohlblattauflagen über die Augen oftmals sehr geholfen. Sie sollten sich aber durch den HNO-Arzt auf eventuelle Erkrankungen in Nase, Stirnhöhle, Kieferhöhle, Nasenhöhle, Ohren etc. untersuchen lassen.
Da hier ein enger Zusammenhang bestehen kann, empfiehlt es sich, auch die Kohlauflage auf Stirn und Nacken auszudehnen.

Daß Erkrankungen wie etwa der graue oder der grüne Star auf alle Fälle baldzeitig den Augenarzt brauchen, ist keine Frage.
Als Zusatzbehandlung sind aber auch hier Kohlblattauflagen sehr zu empfehlen!

Backengeschwulst:

Sie kann vielerlei Ursachen haben. Kommt sie von den Zähnen, dann zum Zahnarzt! Zur äußerlichen Behandlung eignen sich Auflagen aus Kohl und Topfen bei jeder Geschwulst.

Bauchspeicheldrüsen-Erkrankungen:

sind absolut Sache des Arztes! Wohl aber gibt es einige Hausmittel zur Senkung des Cholesterinspiegels. Sehr bewährt hat sich z.B. der Ringelblumentee, der Saft roter Rüben sowie der Krautsaft. Sie sollten von diesen Säften täglich 1 Glas trinken!

Blutarmut:

Für die Behandlung von Blutarmut gibt es eine Reihe von Medikamenten und Tees. Aber auch hier ist neben Pfirsichen und Spinat der reichliche Verzehr rohen Sauerkrautes sehr hilfreich.

Blutdruck:

Heute kennt bald jeder Mensch seine Blutdruckwerte besser als die Geburtsdaten seiner Angehörigen – ein privater Test hat dies einwandfrei ergeben. Natürlich gehört zu niedriger oder zu hoher Blutdruck in ärztliche Behandlung, aber eines ist ganz sicher, Rohkosttage, reine Safttage, viel Bewegung (Gymnastik), Essigwasser-Fußbäder, die Einnahme von Knoblauch sowie das Essen von rohem Sauerkraut wirken blutdrucksenkend.

Bluterguß:

Blutergüsse behandeln Sie am besten sofort mit Beinwell-Salbe, Beinwell-Einreibung, Topfenauflage oder Auflage von Kohlblättern, bzw. mit Einreibung mit der Kohl-Creme.

Blutreinigung:

Sauerkraut sollte neben Sauermilch, Joghurt und Topfen bei keiner Blutreinigungskur fehlen.

Drüsenschwellungen:

sind Sache des Arztes, da die Diagnose unbedingt zu stellen ist.
An Hausmitteln haben sich bewährt:
Beinwellsalbe, Ringelblumensalbe und Kohlsalbe. Selbstverständlich sind auch Kohlauflagen sehr gut und helfen, da die Wirkung des Kohles in die Tiefe geht und die Schwellung zum Abklingen bringt.

Entzündungen:

Entzündungen, die durch äußere Einflüsse entstanden sind, kann man mit Kohlumschlägen sehr gut beeinflussen. Bekannt und bewährt sind auch Umschläge mit Tonerde, Lehm, Topfen oder Beinwellbrei.

Siehe auch: „Beinwell, das große Geschenk der Natur"
W. Ennsthaler Verlag, A-4402 Steyr.

Bei inneren Entzündungen sollte man entzündungshemmende, schweißtreibende Tees zur Anwendung bringen.
Bei Nervenentzündungen, Sehnenscheidenentzündung, Ischias, Hexenschuß und ähnlichem, hat sich eine Mischung aus Kohl und Beinwell bestens bewährt.
Das macht man so: Frischer Kohl wird durch die Fleischmaschine gedreht, ebenso dreht man Beinwell-Wurzeln durch die Fleischmaschine (in der Nichtvegetationszeit

nehmen Sie Beinwell-Wurzelpulver). Diese beiden Materialien werden mit etwas Maiskeimöl zu einer breiigen Masse verrührt. Mit diesem Brei machen Sie warme Umschläge. Mehrmaliges Erneuern dieser Umschläge am Tag ist angezeigt. Nachts kann man die Umschläge auch lassen.

Erfrierungen:

Wie eingangs bereits gesagt, ich habe es erlebt, wie ein deutscher Arzt in der Kriegsgefangenschaft mangels anderer Medikamente mit Sauerkraut schwere Erfrierungen an Kameraden heilte.
Neben Eichenrinden-Bäder und Beinwell-Bäder sind Auflagen mit dem Kohlblatt ganz hervorragend geeignet, auch „alte" Erfrierungen zu heilen. Ebenso werden Frostbeulen mit Kohlauflagen mit Erfolg behandelt.
Auch Kalt-warm-Wechselbäder mit anschließender Kohlbehandlung führen zum Erfolg.

Fettleibigkeit:

kann viele Ursachen haben und entsteht nicht nur durch falsche Ernährung, sondern u.a. auch durch Drüsenfunktionsstörungen. Es hat sich gezeigt, daß das Essen von rohem Sauerkraut während einer längeren Zeitspanne auch hier regulierend wirkt. Natürlich muß man dabei auch eine gewisse Diät einhalten und vor allem auf Süßigkeiten, Mehlspeisen, Alkohol und andere Dickmacher verzichten.

Fieber:

Da Fieber immer eine Krankheit anzeigt, muß auch immer der Ursache nachgegangen und eine ärztliche Diagnose gestellt werden. Fiebersenkende Mittel sollten nur bei hohem Fieber zum Einsatz kommen. Es gibt eine Reihe von fiebersenkenden Tees.

Als Hausmittel hat sich unter anderem auch hier der Kohl gut bewährt und ist als fieberableitender Wickel seit langer Zeit bekannt (Brust-, Bauch-, Bein-, Armwickel). Bei Kindern sind sogenannte Krautpatscherl an den Füßen ein uraltes Mittel gegen Fieber.

Offene Beine:

sind fast immer aufgebrochene Krampfadern. Bei der Behandlung ist sehr vorsichtig vorzugehen, um Infektionen zu vermeiden.

Hochlagern der Beine, wo immer es möglich ist!

Umschläge mit Eichenrindenabsud und Kohl sind von besonderer Wirkung. Der Hausarzt meiner Mutter (sie litt jahrelang immer wieder an diesem Übel) gab mir folgenden Rat:
Eichenrinden werden zerkleinert und langsam in heißem Wasser ausgelaugt (nicht kochen!). Krautsaft wird vorbereitet. Nun werden Umschläge mit Eichenrinden-Wasser und Krautsaft abwechselnd gemacht (Leinentücher anfeuchten). Selbstverständlich wirkt auch die Auflage des Kohlblattes allein.
An guten Salben sind in den Apotheken erhältlich:
Beinwellsalbe, Ringelblumensalbe und bes. auch die Kohlsalbe. Es gibt auch sehr gute Venentees.
Einmal wöchentlich ein „Kohltag" (nur rohes Sauerkraut essen!) kann wesentlich mithelfen, das Übel zu lindern.
Hier muß bemerkt werden, daß bei allen Krankheiten, bei denen Kohl helfen kann, es kein Fehler ist, zur Unterstützung der äußeren Anwendung, Kohl auch innerlich anzuwenden – rohes Sauerkraut essen, oder Kohl-Frischsaft trinken!
Krampfadern ohne entzündliche Zustände werden als vorbeugende Maßnahme ebenso behandelt!

Gallenerkrankungen:

Gallenkoliken kommen dadurch zustande, daß Gallensteine den Gallenblasenausgang oder die Gallenkanäle verstopfen. Die Schmerzen gehören zu den ärgsten, die es gibt und sehr oft hilft letzten Endes nur noch eine Operation.

Ich kenne diese Schmerzen aus eigener Erfahrung und war froh und glücklich, als ich die Operation hinter mich gebracht hatte. Leider wußte ich damals (vor 35 Jahren) noch nicht, daß auch bei dieser Erkrankung die Heilpflanze Kohl gute Dienste zu leisten imstande ist.

Wir wissen, daß die Leber die größte Drüse in unserem Körper, zusammen mit der in ihr eingebetteten Gallenblase, ist, und eines der wichtigsten Organe.

Sie hat vielfältige Funktionen und bei Leberverhärtung und Krebs kann auch der beste Arzt nur bedingt helfen.

Selbstverständlich kann auch die Naturheilkunde in solchen Fällen keine Wunder wirken, wohl aber kann bei Entzündungen und Stauungen eine Kohlblattauflage helfen und sie hilft besonders dann, wenn sie durch eine Kohlsaftkur unterstützt wird.

Hier ein Wort zur Gelbsucht. Sie ist keine Krankheit an sich, sondern zeigt lediglich an, daß Galle und Leber erkrankt sind.

Daß bei dieser Erkrankung die Diät eine große Rolle spielt, weiß heute jeder und der Arzt wird auf der „Leberdiät" bei der Behandlung bestehen.

Was aber nicht jeder weiß, ist der Umstand, daß unvernünftige, den Leib einschnürende Kleidung unbedingt zu vermeiden ist!

Modetorheiten haben kaum jemals zur Gesunderhaltung oder zur Erlangung der Gesundheit beigetragen – eher das Gegenteil ist der Fall!

Gerstenkörner (Hagelkorn):

Sie dürfen niemals versuchen, Gerstenkörner oder Hagelkörner auszudrücken, denn es besteht die Gefahr einer Blutvergiftung. Kohlblattauflagen können helfen. Sehr zu empfehlen ist tägliche Verwendung der Kohlsalbe.

Gürtelrose:

Auch bei dieser Erkrankung helfen die Kohlblattauflagen und Eincremen mit der Kohlsalbe zwischen den Blattauflagen.

Hämorrhoiden:

Zur Unterstützung der Behandlung durch den Arzt bietet sich eine Fastenkur mit Rohkosttagen (rohes Sauerkraut) an.

Hals:

Bei fast allen „Halskrankheiten", und deren gibt es leider viele, von der Angina über Mandelentzündung, Rachenkatarrh, Schwellung der Schilddrüse etc., etc., können Kohlblattumschläge helfen.
Außerdem ist ja bekannt, daß speziell bei beginnendem Kropf (Schwellung der Schilddrüse) allein die Verwendung von Vollsalz *zum Kochen die Schwellung zurückbildet. Die Verwendung von Vollsalz in der Küche ist imstande, die Kropfbildung für immer zu bannen. Vor Verwendung des Vollsalzes ist allerdings der Arzt zu befragen!*
Kohlbehandlung: Die Kohlblatt-Halsumschläge sollen über Nacht wirken. Am Morgen den Hals mit lauwarmem Wasser waschen. Tagsüber können Sie ebenfalls Kohlumschläge machen, oder Sie cremen den Hals mit Kohlsalbe ein.
Mehrmals täglich sollten Sie Mundspülungen mit lauwarmem Salzwasser (1%-ig) durchführen.

Haut:

Die Funktion der Haut ist für die Gesundheit unumstritten wichtig. Wie wir wissen, hat die Haut sehr viele Aufgaben zu erfüllen, sie ist der Schutzmantel unseres Körpers, ebenso ist sie der Säuremantel und ein ganz wichtiges Ausscheidungsorgan, Atmungsorgan und Regulator des Wärmehaushaltes unseres Körpers, um nur einige Funktionen in Erinnerung zu bringen.
Früher hieß es: „Schwitzen ist gesund!" und wie sieht es heute aus?!
Wir kaufen gedankenlos die in den Medien angebotenen Deodorants, chemisch hergestellte Schweißhemmer, und fügen damit unserer Haut oft nicht wieder gutzumachenden Schaden zu. Die Poren der Haut werden auch mit anderen (ungeeigneten) Kosmetika verstopft – wir kaufen also manche Hauterkrankung teuer ein. Hier gilt der Spruch: „Wem nicht zu raten ist, dem ist nicht zu helfen!"
*Meines Erachtens müßte auf sehr vielen Kosmetika groß geschrieben stehen „**gesundheitsschädigend**".*
Machen Sie sich einmal die Mühe und blättern Sie in einem Farbatlas der Dermatologie oder besuchen Sie eine Abteilung für Hautkranke in einem Krankenhaus, was man dort sieht, müßte einem zu denken geben.

Die natürliche Hautpflege ist die beste Kosmetik!

Was können wir tun, um Erkrankungen der Haut zu vermeiden:
Gehen wir über zu einer normalen Hautpflege.
Vermeiden wir chemische Deodorants, Sprays und stark parfümierte Seifen und Badezusätze.
Über einige Hautkrankheiten, bei denen Kohl helfen kann, wird noch zu reden sein!

Hüftschmerzen, Ischias:

Bei Ischiasentzündung und bei Hexenschuß ist eine Kohlblattauflage sehr empfehlenswert, verbunden mit Einreibungen mit Maiskeimöl, Olivenöl und/oder Beinwell-Tinktur.

Bei dem nun folgenden Abschnitt über

Kniegelenksentzündung
Knochenentzündung
Knochenerweichungen
Knochenschmerzen
Knochenbrüche

*möchte ich auf die wunderbare Heilwirkung von **Beinwell** hinweisen. Ich habe ausführlich über diese Heilpflanze in dem Büchlein **„Beinwell, das große Geschenk der Natur"** geschrieben.*

*Abgesehen von **Beinwell als die Heilpflanze bei Knochenerkrankungen**, kann aber auch Kohl manches positiv bewirken.*

So haben z.B. Kohlblattauflagen bei Kniegelenksentzündung gut geholfen. Die Blattauflage sollte in mehreren Lagen (dick) erfolgen und man sollte sie jeweils mehrere Stunden wirken lassen!

Ebenso ist bei Knochen- und anderen Gelenksentzündungen zu verfahren!

Krampfadern: *(Siehe offene Beine!)*

Leberleiden: *(Siehe auch Gallenerkrankungen!)*

Die Leber hat an die über 100 verschiedenen Funktionen im Körper zu erfüllen und Störungen können sich für die Gesundheit katastrophal auswirken.

Die Leberbehandlung ist dem Arzt vorbehalten.

Naturheilmäßig wäre auch hier der Kohl von Bedeutung. Warme Sauerkrautwickel in dicker Schicht auf die Lebergegend aufgelegt, wirken sicher gut. Diese Wickel werden alle 3–4 Stunden erneuert!

Zusätzlich dazu sollten Sie Lebertees trinken und eine Leberdiät einhalten!

Die Leberdiät verschreibt Ihnen der Arzt auf alle Fälle.

Lungenentzündung:

Die früher so gefürchtete Krankheit haben die Mediziner heute fest im Griff, dennoch schadet es nicht, zu wissen, daß bei Lungenentzündung und/oder Bronchitis Kohlblattauflagen auf Brust und Seiten morgens und abends sehr hilfreich sind.
Trinken von Brusttee (es gibt ganz ausgezeichnete Mischungen in jeder Apotheke zu haben) fördert die Heilung sehr.

Magenerkrankungen: *(Magen und Darm)*

Viele Magenerkrankungen wären durchaus zu vermeiden, wenn der Mensch vernünftiger essen und trinken würde.
Einige Ursachen schlagwortartig aufgezählt, sollen zum Nachdenken anregen:
Man nimmt sich vielfach zu wenig Zeit, ordentlich zu essen (Hast und Streß!) – keine warme Mahlzeit zu mittag – Beschaffenheit der Nahrungsmittel (Konserven) – Speiseeis – kaltes Trinken, direkt aus dem Kühlschrank – zu viel essen (Wohlstand) – übermäßiger Alkoholgenuß – chemische Behandlung der Nahrungsmittel – gespritztes Obst – zu wenig Rohkost – zu wenig Ballaststoffe – Verfeinerung mancher Nahrungsmittel (Weißbrot!) etc., etc.
Was aber können wir neben, bzw. zusätzlich zur ärztlichen Behandlung tun, wenn wir Magen- und Darmbeschwerden haben.
Magentees (Verdauungstees) lauwarm morgens und auf den Tag verteilt trinken. Hier ist eine Brennesseltee-Kur sehr zu empfehlen. So mancher hat aber mit einer Kohlbehandlung Magen und Darm wieder in Ordnung gebracht. Meist genügt eine Sauerkrautkur oder aber durch längere Zeit hindurch **nur** *rohes Sauerkraut statt eines Abendessens einzunehmen. Eine weitere oder auch zusätzliche Kohlbehandlung wären nächtliche Kohlblattauflagen und Einreiben der Magengegend mit Maiskeimöl oder Olivenöl am Morgen.*

Gerade bei Magen- und Darmbeschwerden leistet der Kohl enorme Dienste!

Kein Experiment bei Blinddarmschmerzen *(Stechen, plötzlich und heftig im rechten Unterbauch) – sofort den Arzt rufen!*

Migräne:

ist ein äußerst schmerzhafter, meist halbseitiger Kopfschmerz. Da die Ursachen mannigfaltig sein können, ist eine ärztliche Diagnose unerläßlich.

Naturheilmäßig versuchen Sie folgende Behandlung:

Nachts Auflagen von Kohlblättern über **Stirn und Nacken**, *tagsüber Waschungen mit Salzwasser ebenfalls Stirn und Nacken. Es kann 1–2 Monate dauern bis eine Besserung oder eventuell auch eine Heilung eintritt!*

Nagelgeschwür:

Hier hilft der Kohl ganz sicher, denn es hat sich gezeigt, daß diese Pflanze bei Geschwüren ganz enorm zu wirken imstande ist.

Wie geht man vor:

Man erwärmt Kohlsaft und badet die erkrankten Finger (Zehen) jeweils ½ Stunde darin. Anschließend werden die Finger bzw. Zehen mit Maiskeimöl oder Olivenöl (man verwendet nur kaltgepreßtes, absolut frisches Öl – Ablaufdatum beachten!) eingestrichen.
Lassen Sie das Öl einziehen – ½ bis 1 Stunde – dann machen Sie einen Brei aus Kraut (Fleischmaschine) und etwas Honig, streichen damit die erkrankten Finger bzw. Zehen ein und legen einen Verband an.
Diese Behandlung wird täglich wiederholt!

Nasenerkrankungen:

Bei den diversen Nasenerkrankungen haben sich Kohlblattauflagen auf Nasen- und Stirngegend sehr gut bewährt.
Ich möchte es aber keinesfalls versäumen, Sie auf eine ganz hervorragende N a t u r h e i l-Methode aufmerksam zu machen, welche hilft gegen:

Erkältungskrankheiten,
Stirnhöhlenkatarrh,
Nasen-Ohren-Krankheiten,
Stirnhöhlenentzündung,
Heuschnupfen,
Chronische Kopfschmerzen u.ä.

diese Methode stärkt:

das Immunsystem,
die natürliche Abwehr,
die geistige Mobilität

und wird von HNO-Ärzten, prakt. Ärzten und Heilpraktikern sehr geschätzt und empfohlen. Sie wirkt heilend und vorbeugend und Patienten, die diese Methode bereits kennen, möchten sie nicht mehr missen.
Ich spreche von der

„PECUSAN Nasen- und Ohrendusche",

welche die Heilung durch die reinigende und zugleich massierende Wirkung im Naseninnenraum einleitet. Ebenso kann man mit diesem einfachen Gerät den Gehörgang durch Ausschwemmen reinigen.
Diese einfache, aber sehr wirkungsvolle Methode sollte auch der Gesunde zur Vorbeugung anwenden, denn auch er ist mit der Luftverschmutzung konfrontiert und es leiden auch Gesunde manchmal an verstopfter Nase.
Mit der PECUSAN Nasen- und Ohrendusche können Sie sich innerhalb einiger Minuten davon befreien und Sie atmen wieder frei, so frei, wie vielleicht nie zuvor.

Die Verschmutzung der Atemluft ist in unserer Zeit leider ein Problem geworden und wie es aussieht, wird dieses Problem in nächster Zeit nicht kleiner werden.

Der natürliche Reinigungsprozeß, der in unserer Nase stattfindet, ist durch die ungünstigen Umweltbedingungen überfordert.

Bazillen und Viren setzen sich im Nasen- und Stirnhöhlenbereich fest. Die Folgen sind die bereits genannten Erkrankungen.

Wasser und Salz wurden schon immer als natürliche Heilmittel geschätzt und mit Erfolg verwendet.

Mit der Nasen-Ohrendusche werden mit Wasser und etwas Salz (1%-ige Salzwasserlösung) die Nasen- und Stirnhöhlenräume durch Ausschwemmung gereinigt und die Schleimhäute stabilisiert.

Die Nasen-Ohrendusche bekommen Sie in Apotheken, Drogerien, Reformhäusern und ähnlichen Geschäften. Eine genaue Gebrauchsanweisung ist dem Produkt beigegeben.

Verlangen Sie beim Kauf unbedingt eine „PECUSAN"-Nasen-Ohrendusche, denn nur sie ist mit einem Spritzzusatz ausgerüstet und nur mit ihr können Sie den Pumpeffekt erzielen.

Bei der Behandlung mit der Nasen-Ohrendusche genügt allein das Wasser oder das Salzwasser. Es ist aber ohne weiteres auch möglich, dem Reinigungswasser oder dem Salzwasser homöopathische Nasenheilmittel beizugeben. Genausogut können Sie auch etwas Krautsaft mitverwenden.

Es ist keine übertriebene Forderung, wenn ich sage, man sollte die Nasen-Ohrendusche, wie die Zahnbürste, täglich verwenden.

Es ist aber auch keineswegs übertrieben, wenn ich sage, Sie sollten es sich angewöhnen täglich ein wenig rohes Sauerkraut zu sich zu nehmen.

Und nun werde ich Ihnen eine Geschichte erzählen, eine Geschichte, wie sie jeder erleben könnte.

„Die Jahre fliehen pfeilgeschwind,
die Zähne fallen aus,
und du bekommst die Wundergabe –
Prothese rein, Prothese raus.
Doch die Natur, sie hasset
das Gebild aus Menschenhand."

(frei nach Schiller)

Vor einigen Jahren war es soweit, die Zähne im Oberkiefer mußten ersetzt werden. Der Mann, von dem ich spreche, bekam eine Prothese.
Er gehört aber zu jenen Menschen, die eine Zahnprothese nicht vertragen können.
So ließ er sich an einer Universitätsklinik Zähne im Oberkiefer implantieren. Einige Monate ging es gut, dann begannen die Schwierigkeiten. Er bekam immer wieder ein geschwollenes Gesicht. Oberkiefer- und Nasenbereich waren hart verschwollen, sodaß er oftmals tagelang nicht unter Menschen gehen konnte.
Mit allen möglichen Mitteln versuchte er, diese Anschwellungen in den Griff zu bekommen. Es gelang ihm nicht, vielmehr begann jetzt zusätzlich die Nase zu fließen und er konnte nicht genug Taschentücher haben. In Gesellschaft konnte er nicht mehr gehen, denn ein verschwollenes Gesicht zusammen mit fließender Nase . . . !!
Also ging er wieder zur Uni-Klinik. Eine Röntgenaufnahme wurde gemacht – das Implantat muß wieder herausgenommen werden – war das Urteil.
Der Mann konnte sich nicht zu diesem Schritt entschließen, denn abgesehen von den hohen Kosten, stand ihm eine neuerliche Operation bevor – und eine Prothese, wie gehabt.
Also fing er an, nachzudenken und erinnerte sich an die wunderbare Heilwirkung des Kohles.
Er machte nun täglich Kohlblattauflagen und siehe da, die Schwellung ging zurück.

Zu etwa der gleichen Zeit lernte er die Nasendusche kennen und mit ihr brachte er das unangenehme Nasenfließen zum Stillstand.
Heute benützt er die Nasendusche regelmäßig und statt der Kohlauflagen verwendet er täglich die Kohlsalbe.
Der Erfolg ist ganz unglaublich. Der Mann hat keine Probleme mehr mit dem Kiefer, seine Nase ist frei und hat sich normalisiert – der Mann ist wieder voll einsatzfähig und glücklich.
Diese Geschichte kann ich beeiden, denn der Mann, von dem die Rede war, der Mann bin ich selbst.
Dieses Erlebnis war mit ein Grund dafür, dieses Büchlein zu schreiben.

Nervenschmerzen:

sind äußerst schmerzvoll. Meist wird mit Betäubungs- und Beruhigungsmitteln gegen diese Schmerzen vorgegangen. Hilfreich sind aber auch Einreibungen mit der Beinwell-Tinktur, Lehmbäder sowie Kohlblattauflagen, die in der Lage sind, Spannungen abzubauen.
Kohlauflagen während der Nacht, Einreibungen mit Beinwell tagsüber ergänzen sich ganz wundervoll.
Ebenso werden

Neuralgien *behandelt.*

Nierenleiden:

Auch die Nieren gehören zu jenen Organen, welche unserer besonderen Pflege bedürfen. Man kann sie sehr leicht schädigen durch eiskalte Getränke, Verkühlungen, falsche Ernährung (zu stark gewürzte und zu stark gesalzene Speisen!) und durch Medikamentenmißbrauch.
Es gibt eine ganze Reihe hervorragender Nierentees. Diese können aber bei Nierenkoliken, hervorgerufen durch Nierensteine, nicht helfen. Hier kann nur noch der Arzt und in den meisten Fällen nur noch eine Operation Hilfe bringen.

Salz und Gewürze sollte man aber nicht völlig absetzen, sondern nur normalisieren!
Reichliches Trinken ist notwendig – Tees und auch Bier, weil Bier eine treibende Wirkung hat. Viel Flüssigkeit und viel Bewegung!! Die Kost soll reichlich pflanzlich sein.
Das Trinken von Kohlsaft, ebenso Kohlblattauflagen auf die Nierengegend sind bei Nierenentzündung sehr zu empfehlen. Sitzbäder mit Beinwell und Einreibungen mit der Beinwell-Tinktur wirken oft Wunder.

Die Ohren:

Hier darf ich noch einmal auf die PECUSAN-Nasen- und Ohrendusche hinweisen und zugleich auf die gute Wirkung der Kohlblattauflagen.
Mit der Nasen-Ohrendusche sind Sie in der Lage, mühelos und jederzeit eine sanfte, aber wirkungsvolle Reinigung des Gehörganges vorzunehmen.
Die Kohlblattauflagen sollten Sie bei Gehörleiden über Ohren, Kiefer und Hals machen.
Natürlich kann man das Ohr (Gehörnerv) schonen, indem man lauten, ständigen Lärm, wenn möglich, meidet.

Prostataleiden:

Gegen dieses Leiden gibt es eine Reihe von Hausmitteln. Natürlich ist in erster Linie der Facharzt zuständig. Bevor man sich aber zu einer Operation entschließt, sollte man diese Hausmittel versuchen, denn sie haben tatsächlich vielmalig geholfen und eine Operation vermeidbar gemacht.
Allgemein ist die gute Wirkung des Kürbiskernöles bekannt und Prostataleidende sollten es in ihrer Küche haben und zumindest als Salatöl ständig verwenden. Aber auch zur Vorbeugung schadet es nicht, statt anderer Salatöle, dieses Öl zu verwenden.
Sehr erfolgversprechend sind warme Sitzbäder mit Salzwasser und Kohlsaft. Für ein Bad nehmen Sie am besten eine Hand voll Salz (Koch- oder Meersalz) und den Saft

von einem Kohlkopf. Nach etwa 15–20 Min. Bad schließt sich Bettruhe an. Dieses Bad sollte in akuten Fällen täglich, in chronischen Fällen jeden zweiten Tag durchgeführt werden.
Das ist sicherlich zeitaufwendig und auch mühevoll, aber es hat schon vielen Prostataleidenden geholfen.

Reinigung:

Ich möchte noch ein Wort über die reinigende Wirkung des Kohles sagen.
Viele Menschen schwören auf diverse Entschlackungskuren, Frühjahrskuren u.ä. Es werden im Handel eine nicht unbeträchtliche Reihe von Kuren angeboten, oft teuer, nicht immer wirkungsvoll.

Eine ganz ausgezeichnete und spottbillige Entschlakkungskur ist folgende:
Verzichten Sie eine Woche lang auf das Abendessen und nehmen statt dessen eine Portion Sauerkraut zu sich. Machen Sie es aber nicht wie die Witwe Bolte:

> *„Daß sie von dem Sauerkohle*
> *Eine Portion sich hole,*
> *Wofür sie besonders schwärmt,*
> *Wenn er wieder aufgewärmt."*

Essen Sie das Sauerkraut r o h !

Rheuma: *(Siehe auch Hüftschmerz, Ischias!)*

Auch hier muß ich auf die wunderbare Wirkung von Beinwell bei der Behandlung dieser Krankheit hinweisen. Davon abgesehen helfen aber auch Kohlblattauflagen verbunden mit Einreibungen mit Maiskeimöl und/oder Einreibungen mit der Kohlsalbe. Wie man ja überhaupt überall dort, wo Kohlauflagen angewendet werden, auch die Kohl-Creme (Salbe) mitverwenden kann und soll.

Schuppenflechte:

Ich habe in dem Buch „Beinwell, das große Geschenk der Natur" der Psoriasis ein ganzes Kapitel gewidmet und möchte hier nur auf die ganz hervorragende Wirkung der Beinwell- Nährcreme hinweisen, darf aber der Ehrlichkeit halber nicht nur diese Creme erwähnen, sondern es muß auch gesagt werden, daß auch die Kohl-Creme bei diesem unangenehmen Leiden sehr helfen kann, ebenso wie Kohl-Bäder oder Kohlblattauflagen. Der Patient muß selbst herausfinden, ob ihm das eine, oder das andere mehr hilft oder möglicherweise eine Kombination.

Verdauung – Verstopfung:

Bei Verstopfung funktioniert die Verdauung nicht. Die Ursachen können vielfältig sein und ich möchte keine gescheite Abhandlung über das Problem schreiben; deren gibt es viele und sicher geschrieben von Fachleuten, die mehr darüber sagen können als ich.

In den meisten Fällen kann man aber schlechte Verdauung auf falsche Ernährung zurückführen. Es gibt laufend Vorträge und Ratschläge in den Medien, es ist aber schwer, die Menschen zu einer Kostumstellung zu bewegen. Die Gewohnheit ist ein eisernes Hemd.

Wenn wir uns nicht umstellen können oder wollen, so sollten wir wenigstens einen Rohkosttag pro Woche einführen und uns angewöhnen viel und oft rohes Sauerkraut zu essen.

Rohes Sauerkraut kann ungemein viel zur gesunden Verdauung und Entschlackung des Körpers beitragen.

Rohes Sauerkraut und/oder Kohlsaft sind wohl als Magen- und Darmheilmittel unbezahlbar.

Würmer:

Gegen Würmer wurde seit vielen Generationen der Knoblauch angewendet, sowie auch alle anderen Arten von Lauchgemüse. Gleicherweise wurde auch das rohe Sauerkraut als Wurmmittel eingesetzt.
Eine Wurmkur könnte so aussehen:
Einige Tage nur Rohkost mit vor allem viel Lauchgemüse (Knoblauch) und viel rohes Sauerkraut zu sich nehmen.
Besonders der Bandwurm (Hundebandwurm, Rinderbandwurm, Schweinebandwurm u.a.) ist auch für den Menschen nicht ungefährlich und kann sogar zum Tode führen.
Untersuchen des Stuhles, ob auch der Kopf des Bandwurmes abgegangen ist.

Zuckerkrankheit:

Die Diabetes beruht auf einer Unterfunktion der Bauchspeicheldrüse. Ein Rückgang der Insulinbildung und eine Fehlsteuerung des Traubenzuckers und des Stoffwechsels haben einen Hauptanteil an dieser schweren Erkrankung. Sie ist wohl auch eine Wohlstandskrankheit und es wird bei allen Behandlungsarten auch auf eine Herabsetzung des Körpergewichtes zu achten sein.
Neben der ärztlichen Behandlung bieten sich als Naturheilmittel an: Beinwell-Wurzeltee, Ringelblumentee (beide auch als Mischtee) 2–4 Tassen warm auf den Tag verteilt trinken.
Von hohem Wert sind auch Salzwasserbäder (eine Hand voll Koch- oder Meersalz dem Badewasser zufügen).
Am erfolgversprechendsten ist die Kohl-Behandlung, welche folgendermaßen durchgeführt wird:
Essen Sie täglich etwas rohes Sauerkraut und trinken Sie täglich vor dem Schlafengehen ein Glas Sauerkrautwasser oder **Rohkohlsaft**. *Diesen „Diabetiker-Wein" sollten Sie sich angewöhnen. Diese an sich ganz ausgezeichnete Kur*

wirkt noch besser und schneller, wenn Sie zusätzlich nächtliche Kohlauflagen auf die Magengegend machen. Hier können Sie ganz genau den Erfolg feststellen, denn Ihr Arzt kontrolliert den Zuckerspiegel und Sie erfahren, ob sich dieser senkt.
Ich weiß, die Einnahme von Vitaminpräparaten ist einfacher, die Kohlkur ist umständlicher – aber stellen Sie selbst fest, was billiger und wirkungsvoller ist.

Zwölffingerdarmgeschwür:

Diese Erkrankung ist meist eine Folge von Streß und unregelmäßigem Essen und Schlafen (Schichtarbeiter – früher nannte man sie auch Eisenbahnerkrankheit!). Irritierungen der Magennerven führen zum Zwölffingerdarmgeschwür. Es ist also in erster Linie eine berufsbedingte Krankheit und nimmt immer mehr zu.
Behandeln wie Magenerkrankungen!

Kohl in der Kosmetik

Weil Kohl eine ganz hervorragende Wirkung auf die Haut hat, möchte ich es nicht versäumen, Ihnen einige Hinweise zu geben, wie man dieses Heil-Kraut zu gesunder, biologischer Kosmetik verwenden kann.

Kohl-Gesichtswasser:

Zutaten: 100 g Kohlsaft
5 g reiner Bienenhonig (½ Kaffeelöffel)
2 Kaffeelöffel Beinwell-Tinktur
1 Kaffeelöffel Kornschnaps (Kornbranntwein)

Den Kohlsaft in einem feuerfesten Porzellan- oder Emailgefäß anwärmen und den Honig darin auflösen. Abkühlen lassen und die Beinwell-Tinktur und den Korn beifügen – gut verrühren.

Dieses Gesichtswasser hat eine ganz besonders hautreinigende und heilende Wirkung. Mit einem getränkten Wattebausch reiben Sie damit Gesicht und Hals ab. Es ist durchaus geeignet, bei unreiner und entzündeter Haut eine Reinigung und Heilung herbeizuführen.

Gesichtspackung:

(Körperpackung entspr. größere Menge)

Ca. ¼ Krautkopf wird durch die Fleischmaschine gedreht. Dieser Krautmasse wird ein Eßlöffel Maiskeimöl und ein Eßlöffel Beinwell-Tinktur beigemengt. Nachdem Sie alles gut gemischt haben (evtl. Elektromixer) ist die Packung fertig. Lassen Sie diese Packung 20–30 Minuten auf der Haut wirken. Sie wirkt reinigend und hautstraffend. Bevor Sie die Gesichtspackung machen, sollten Sie das Gesicht mit einer reinen Terpentin-Kernseife reinigen.

Kohl-Hautcreme (Nährcreme):

Wir brauchen:
5 g Bienenwachs
20 g Lanolin anhydrid (wasserfrei-kosmetische Qualität)
50 g Maiskeimöl
40 g Kohlsaft
10 g Beinwell-Tinktur
½ Kaffeelöffel Bienenhonig
5 Tropfen Latschenkieferöl

Je nach Ihrem Geschmack können Sie anstatt des Latschenkieferöles auch Thymianöl. Eucalyptusöl, Rosmarinöl oder andere ätherische Öle beifügen.

Die Zubereitung: *Bienenwachs und Lanolin werden zusammen geschmolzen. Nachdem fügen Sie das Maiskeimöl der Schmelze zu und erwärmen alles auf 60 Grad. Nun erwärmen Sie auch den Kohlsaft auf 60 Grad und lösen darin den Honig auf. Dieser Lösung geben Sie die Beinwell-Tinktur bei und rühren alles gut durch.*

Jetzt nehmen Sie die Schmelze (Bienenwachs + Lanolin + Maiskeimöl) vom Feuer und rühren die wässerige Lösung (Kohlsaft + Beinwell-Tinktur + Honig) langsam in die Schmelze ein. Verwenden Sie dazu einen elektrischen Küchenmixer auf der langsamsten Geschwindigkeitsstufe. Langsam weiterrühren, bis die Mischung nur noch warm ist. Nun rühren Sie das ätherische Öl in die Crememasse ein.

Ganz wichtig: *Rühren Sie weiter bis die Creme ganz kalt ist! Zur Herstellung und Aufbewahrung dieser Creme keine Metallgefäße verwenden. Emailliertes Geschirr ist erlaubt, ebenso Kunststoffbehälter. Porzellangefäße sind am besten! Die Creme hält sich bei normaler Zimmertemperatur einige Monate. Bei Aufbewahrung im Kühlschrank kann die Haltbarkeit wesentlich verlängert werden.*

Diese rein biologisch aufgebaute Hautcreme wird von jedem Hauttyp gut vertragen und reinigt die Haut.

Kohl in der Küche

Für die Verwendung der verschiedenen Kohlarten in der Küche gibt es eine umfangreiche Literatur. Wenn Sie ein Bedürfnis nach Information haben – Ihr Buchhändler wird Sie sicher gerne beraten!

Ein Wort zum Abschluß

Ich habe versucht, alles Wesentliche über Kohl als Heilpflanze zu sammeln und darzulegen.
Natürlich wissen wir, daß man mit Heilversprechungen sehr vorsichtig sein muß, aber warum sollten Sie die Heilkraft dieser Pflanze nicht nützen, zumal es ja gar nicht sein kann, daß Sie auch nur den leisesten Schaden erleiden, Sie können nur gewinnen – höchstwahrscheinlich sogar Ihre Gesundheit.
Was uns an der Pflanze auch noch faszinieren sollte, ist die Tatsache, daß sie als Gemüse reichlich genossen, imstande ist, vorbeugend zu wirken. Vorbeugen ist besser als heilen!
Was an der Kohlbehandlung auch nicht unerwähnt bleiben sollte, ist die weitere Tatsache, daß sie äußerst billig ist.
Heilkräuter sind nicht immer billig (es sei denn, man sammelt sie selbst), Kohl ist absolut preiswert und wenn wir uns die Kostenexplosion im Gesundheitswesen ansehen, so gibt auch das zu denken; besonders dann, wenn man weiß, daß die Menschen trotz alledem nicht glücklich sind mit ihrem Gesundheitszustand, ja daß die Kranken immer mehr werden, Ordinationen der Ärzte und Krankenhäuser überfüllt sind.
Sorgen wir also selbst auch für unsere Gesundheit und tragen wir einen Teil dazu bei, die Kosten in Grenzen zu halten.
Noch ein Hinweis: Kohl bekommen Sie in jeder Gemüsehandlung, eventuelle Zutaten kaufen Sie in Ihrer Apotheke, Drogerie, Reformhaus oder Kräuterhandlung.
Sollten Sie dort diese Zutaten, Präparate, Nasen-Ohrendusche etc. nicht bekommen, so gebe ich Ihnen auf Anfrage Bezugsquellen gerne bekannt.

Bitte Antwortporto (Briefmarke) beilegen!

Schreiben Sie an: Haus Salzkammergut
Familie Pechatschek
Postfach 45
A-4880 St. Georgen/Attergau
Österreich

Die **PECUSAN-NASEN-** und **OHRENDUSCHE** ist im Fachhandel (Apotheken, Drogerien, Reformhäusern u.ä.) unter dem Markennamen **NASENDUSCHE SIEMENS & CO** erhältlich.